NOTIONS ÉLÉMENTAIRES

D'ANATOMIE ET DE PHYSIOLOGIE

HUMAINES

Imprimerie de G. Gratiot, 11, rue de la Monnaie.

NOTIONS ÉLÉMENTAIRES

D'ANATOMIE ET DE PHYSIOLOGIE HUMAINES

PAR

C. JUBÉ DE LA PERRELLE

Chef du bureau des Écoles de filles et des Salles d'asile
au ministère de l'Instruction publique

OUVRAGE COURONNÉ PAR LA SOCIÉTÉ POUR L'INSTRUCTION ÉLÉMENTAIRE
ET APPROUVÉ PAR LE CONSEIL DE L'UNIVERSITÉ

Troisième édition, revue et corrigée

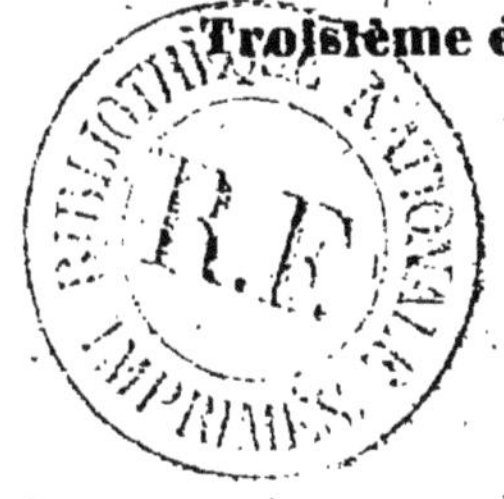

La nature nous montre ses instruments
mais elle nous cache son travail

PASCAL

PARIS
LIBRAIRIE DE L. HACHETTE ET Cie
RUE PIERRE-SARRAZIN, No 12
(Quartier de l'École de Médecine)

1850

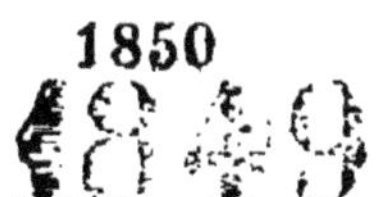

SOCIÉTÉ

POUR

L'INSTRUCTION ÉLÉMENTAIRE.

EXTRAIT

DU PROCÈS-VERBAL DE LA SÉANCE GÉNÉRALE

DU 4 MAI 1834.

... Le mémoire envoyé au concours, pour la composition de livres d'instruction élémentaire, inscrit sous le n° 7, a pour titre : *Notions élémentaires d'Anatomie et de Physiologie humaines*, et pour épigraphe, cette belle pensée de Pascal : « *La nature nous montre ses instruments, mais elle nous cache son travail.* »

La commission a été frappée de l'esprit de méthode et de clarté qui a présidé à la rédaction de cet intéressant travail. Fidèle à l'inspiration de son épigraphe, l'auteur, en décrivant les diverses fonctions de la vie humaine, a fait voir, dans la perfection de nos organes, la perfection bien autrement infinie de notre Créateur; il a montré, d'une manière élégante et facile, que les dispositions matérielles du corps humain et le mécanisme admirable sur lequel repose le jeu de tous les phénomènes de l'existence ne donnent, après tout, que la connaissance des resultats, et qu'il faut toujours chercher hors du cercle des causes physiques la raison suprême qui nous anime et qui nous a réservés à de si hautes destinées.

Des figures anatomiques, intercalées dans le texte, lui prêtent un secours dont une pareille question ne pourrait se passer; elles facilitent l'intelligence des descriptions et fixent les idées sur la forme et les rapports des instruments de la vie.

Votre commission a pensé qu'il y avait un intérêt incontestable à répandre dans les écoles des connaissances élémentaires sur les fonctions de la vie et sur la structure du corps humain ; elle croit qu'il est utile de familiariser de bonne heure l'esprit des enfants avec des connaissances salutaires qui les prémuniront contre les prétentions dangereuses de ce matérialisme abject et monstrueux, dont le dix-huitième siècle a déposé les germes corrupteurs, et qu'il est de notre devoir d'étouffer et de détruire. C'est à tort qu'on a cru jusqu'à ce jour que de pareils enseignements n'étaient pas susceptibles d'être compris par la jeunesse ; l'auteur du traité, dont nous vous entretenons, s'est facilement rendu maître des difficultés de son sujet, et il a répondu victorieusement à ceux qui, ne traitant jamais la science que dans ses abstractions spéculatives, nient l'utilité d'ouvrages élémentaires qu'ils ne sauraient pas écrire, C'est avec un vif plaisir que votre commission vous propose l'adoption de ce livre pour être donné en lecture dans nos écoles ; elle le regarde comme destiné à augmenter l'intérêt des petits traités d'hygiène populaire et de médecine domestique.

En conséquence, votre commission a pensé que l'intérêt de ce travail doit mériter à son auteur le prix du concours de cette année.

L'ouverture du billet cacheté annexé au mémoire a fait connaître que l'auteur des *Notions élémentaires d'Anatomie et de Physiologie humaines* est M. C. Jubé de la Perrelle,

Signé, A. Comte, rapporteur ; Delacour, colonel Durivau, Francoeur, J.-B. Perrier.

Pour extrait conforme :

Le secrétaire-général,

H. Boulay de la Meurthe.

NOTIONS ÉLÉMENTAIRES

D'ANATOMIE ET DE PHYSIOLOGIE

HUMAINES.

Jeté sur la terre au milieu de nombreux ennemis, obligé de chercher au loin sa nourriture, l'homme n'aurait pu exister s'il n'avait eu dans son organisation des moyens de se transporter d'un lieu à un autre et de s'emparer des divers objets nécessaires à sa vie et à sa conservation. Ces moyens sont les organes du mouvement qui ont à remplir des fonctions bien différentes à l'égard les uns des autres et servent à deux usages opposés. Ils sont de deux sortes : les premiers sont appelés *organes actifs*, parce qu'ils font mouvoir les seconds, qui, par cela même qu'ils ne font que subir l'impulsion qui leur est donnée, sont nommés *organes passifs*. Nous nous occuperons d'abord de ces derniers.

ORGANES PASSIFS DU MOUVEMENT. — SQUELETTE.

Les organes passifs du mouvement se composent de ces parties dures et résistantes que l'on nomme des os, et dont la réunion constitue le squelette, espèce de charpente qui donne au corps sa solidité, en arrête les formes et les dimensions.

L'on conçoit sans peine que si les os étaient d'un seul et même morceau depuis le sommet de la tête jusqu'à la plante des pieds, l'homme se trouverait privé de la souplesse nécessaire à ses mouvements qui seraient ainsi rendu impossibles. Aussi, tous les os qui constituent le squelette ne sont pas tous soudés entre eux, mais bien unis au moyen d'articulations mobiles, suivant les

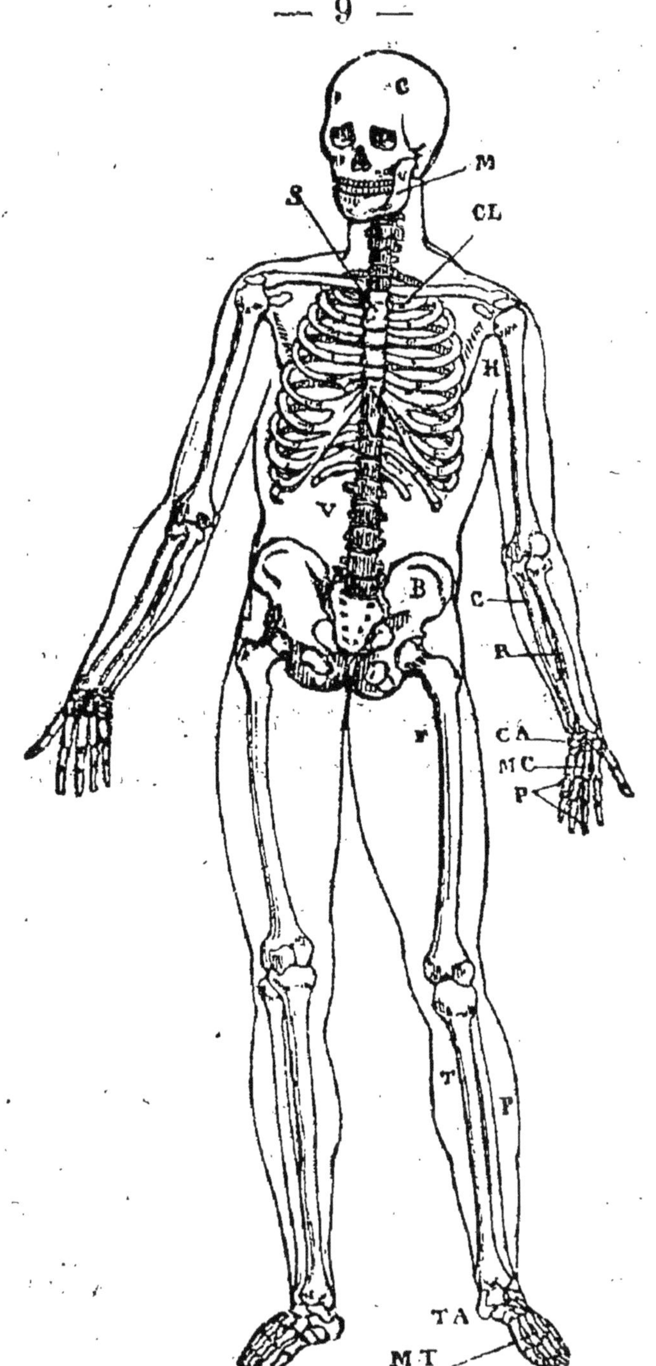

Fig. 1.

besoins et la destination des os auxquels elles sont adaptées.

Les os ont plusieurs formes ; ils sont tantôt longs, tantôt courts, tantôt plats ; les os longs se rencontrent dans les membres, c'est-à-dire dans les bras et les jambes : ils offrent la forme d'un bâton renflé à ses deux bouts, comme on peut le voir dans la figure ci-jointe. Ils sont ronds et creux, afin de ne pas être lourds ; ils s'élargissent à leurs extrémités, c'est-à-dire aux points où se trouvent les articulations, afin que les mouvements qui leur sont imprimés puissent avoir lieu avec plus de sûreté et sans qu'il y ait à craindre que les deux os qui se touchent, ne restent plus bout à bout ; la partie extérieure est dure, tandis que la partie intérieure est molle ; c'est pour cela qu'on l'appelle *moelle*. Ces caractères peuvent les faire comparer aux branches du sureau dont on se sert pour faire un jouet d'enfant appelé canonnière. — On sait en effet que dans cet arbre le bois est creux, renferme de la moelle; et de distance en distance présente des nœuds qui peuvent être regardés comme des articulations immobiles. Voilà pour les os longs.

Les os plats ne renferment pas de moelle; ce sont des espèces d'enveloppes chargées de protéger contre les chocs extérieurs les parties délicates qu'ils abritent.

Les os courts, comme les os qui sont dans nos doigts, sont ainsi faits pour faciliter les mouvements de peu d'étendue.

Les extrémités par lesquelles les os se touchent sont recouvertes d'une certaine substance élastique appelée cartilage, qui amortit les chocs trop rudes; et pour qu'ils puissent se mouvoir plus facilement l'un sur l'autre, ces cartilages sont enduits d'un certain liquide gras et visqueux; c'est à l'imitation de ce procédé naturel que dans l'économie domestique, on introduit de l'huile dans une serrure pour la faire marcher ou qu'on en verse quelques gouttes entre les gonds d'une porte pour les faire rouler l'un sur l'autre.

Les os sont unis entre eux par des espèces de rubans, de cordons, ou de poches étendus d'un os à l'autre, doués tout à la fois, d'une grande solidité et d'une grande souplesse et qui portent le nom de *ligaments*.

Maintenant que nous avons émis quelques idées sur la nature des os, passons à leur disposition dans le squelette.

Le squelette se partage en deux grandes divisions : d'abord, le tronc, dans lequel on trouve la tête, la colonne vertébrale, la poitrine et les hanches; ensuite, les membres qui ne sont autre chose que les bras et les jambes. Commençons l'examen par les différentes parties qui constituent le tronc.

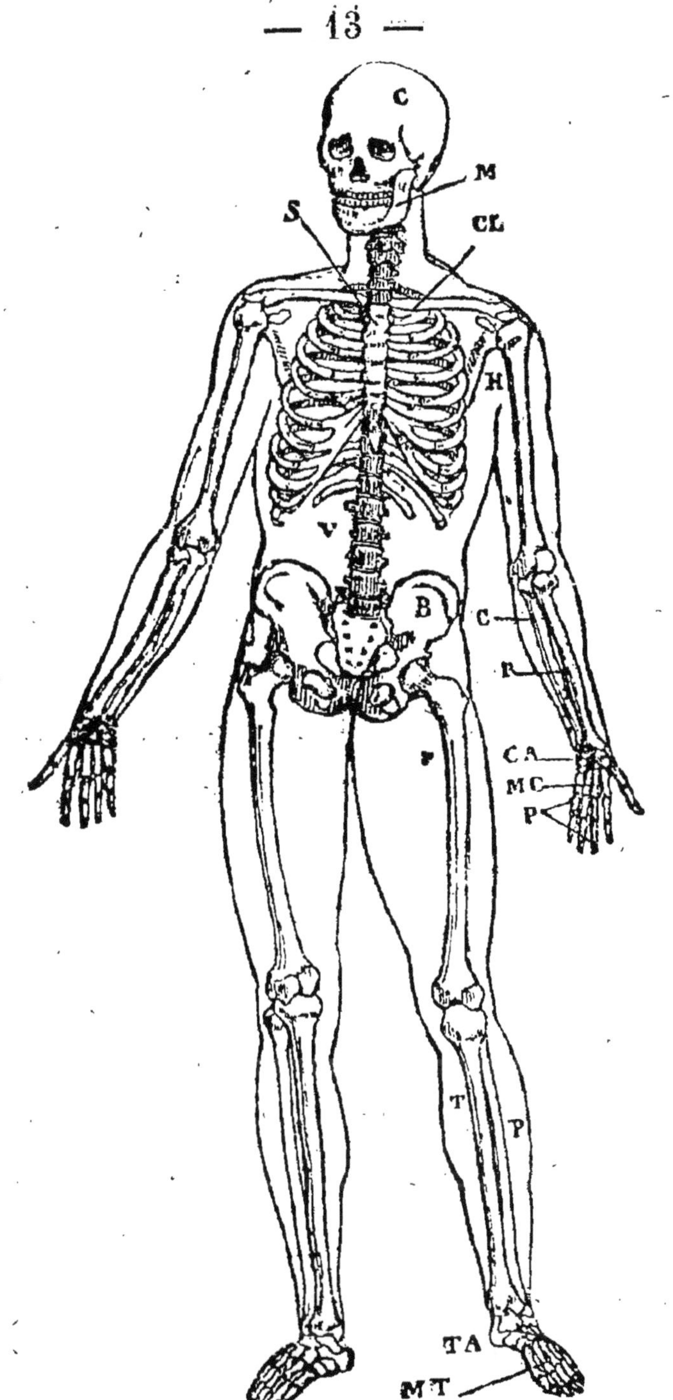

Fig. 2.

LE TRONC.

1° La TÊTE : elle est située à l'extrémité supérieure du corps et se compose de deux parties, l'une antérieure et inférieure qui est la face, l'autre postérieure et supérieure qui est le crâne (C). La face elle-même se décompose en deux parties, dont l'une est mobile et forme la mâchoire inférieure (M), l'autre est immobile et présente plusieurs cavités où sont placés les yeux et le nez. La partie postérieure et supérieure, le crâne (C) est une espèce de boîte formée par la réunion de plusieurs os plats, et qui sert à loger le cerveau, dont nous parlerons plus tard.

2° La COLONNE VERTÉBRALE : on nomme ainsi une série de petits os placés à la suite les uns des autres, depuis la tête jusqu'à la partie inférieure du tronc; ces petits os, qu'on nomme vertèbres, sont percés à leur centre et forment ainsi, lorsqu'ils sont réunis, un canal dont nous verrons plus tard l'utilité ; cette colonne est courbée en différents sens, ce qui lui donne plus de force et de stabilité.

On peut se faire une idée de ces courbures en jetant les yeux sur la figure ci-jointe, où elles sont représentées.

La colonne vertébrale se divise en cinq régions qui ont des noms particuliers, savoir :

La *région cervicale*, qui forme le cou ; elle est composée de sept vertèbres.

La *région dorsale*, qui forme le dos ; elle est composée de douze vertèbres ; c'est à cette partie de la colonne vertébrale que viennent s'attacher des os qu'on nomme *côtes*, et qui, en se recourbant en avant, protégent la cavité de la poitrine (voir les figures, p. 13 et 16).

La *région lombaire*, qui commence où se

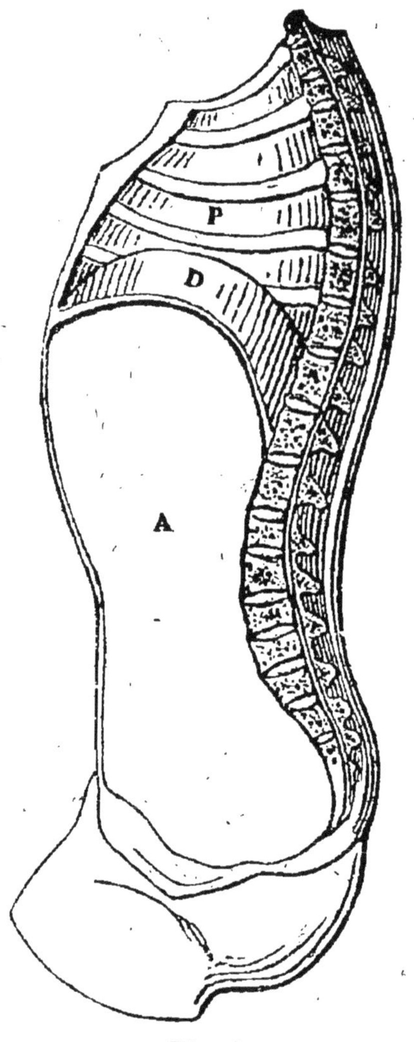

Fig. 3.

termine la précédente, c'est-à-dire après les côtes, et qui se prolonge jusqu'à la hauteur de deux os plats qu'on nomme os des hanches ; elle se compose de cinq vertèbres.

La *région sacrée*, dont toutes les parties sont soudées entre elles, de manière à ne former qu'un seul et même os, nommé *sacrum ;* elle se compose de cinq vertèbres.

Enfin la *région caudale* qui, très peu étendue chez l'homme, présente chez certains animaux, tels que le chien, le bœuf, le cheval, etc., un grand développement en formant leur queue. Chez l'homme, elle ne renferme que quatre vertèbres très minimes.

3° La POITRINE : en indiquant les vertèbres dorsales, nous avons dit qu'aux os qui les composaient, venaient se joindre d'autres os qui, se recourbant en avant, formaient une cavité assez spacieuse. C'est la réunion de ces os, que nous avons nommés *côtes*, qui constitue la poitrine ; par devant ils viennent se joindre à l'os plat qu'on nomme *sternum* (S) (voir la fig., p. 15).

4° Les HANCHES : elles sont formées par deux os larges, qui s'articulent en arrière avec l'os sacrum et forment cette espèce de ceinture osseuse appelée *bassin* (B).

LES MEMBRES SUPÉRIEURS.

Passons maintenant à la décomposition des membres ; ils se divisent en membres supérieurs et en membres inférieurs. Dans les membres supérieurs, on trouve l'*épaule*, le *bras*, l'*avant-bras* et la *main*.

1° L'*épaule* : deux os la forment : l'*omoplate*, située en arrière, la *clavicule* (CL), située en avant ; ces deux os se réunissent, et c'est par leur moyen que les membres supérieurs tiennent au tronc.

2° Le *bras* : un seul os le forme, il s'appelle *humérus* (H) ; l'un de ses bouts s'articule avec l'omoplate.

3° L'*avant-bras* : il est composé de deux os, auxquels on a donné le nom de *radius* (R) et de *cubitus* (C); ils s'articulent l'un et l'autre avec l'humérus.

4° La *main* : elle se divise en trois régions : le *carpe*, le *métacarpe* et les *doigts*.

Le *carpe* se compose de huit petits os représentés dans la figure par les lettres CA.

Le *métacarpe* (MC) est composé de cinq os allongés, qui font pour ainsi dire l'origine des doigts.

Les doigts se composent de trois os (le pouce n'en a que deux) ajustés à la suite les uns des autres (P) et qui reçoivent différents noms; ceux qui touchent le métacarpe s'appellent *phalanges* ; ceux qui se trouvent au milieu, *phalangines*; et ceux qui terminent les doigts, *phalangettes* ; c'est sur ces derniers que les ongles sont placés.

LES MEMBRES INFÉRIEURS.

Dans les membres inférieurs, on trouve la *cuisse*, la *jambe* et le *pied*.

1° La *cuisse* : nous avons vu que le bras se composait d'un seul os, l'humérus ; de même la cuisse se compose d'un seul os, le *fémur* (F), qui s'articule avec l'os des hanches à sa partie supérieure.

2° La *jambe* : l'avant-bras se composait de deux os, le cubitus et le radius ; la jambe de même se compose de deux os, le *péroné* (P) et le *tibia* (T) qui tous deux s'articulent avec le fémur, comme le cubitus et le radius s'articulaient avec l'humérus. Au devant de l'articulation du tibia et du péroné avec le fémur, existe un os de forme lenticulaire nommé *rotule*, destiné à soutenir l'articulation.

3° Le *pied* : la main était divisée en trois régions : le *carpe*, le *métacarpe* et les *doigts* ; le pied est aussi divisé en trois régions : le *tarse*, le *métatarse* et les *orteils*.

Le *tarse* (TA) se compose de sept petits os, le métatarse (MT) de cinq, et les orteils qui remplacent les doigts de la main, sont représentés par une même quantité d'os disposés de même façon et portant le même nom; *phalanges*, *phalangines*, *phalangettes*. Il y a donc parité parfaite; seulement les os de la main sont plus longs et par conséquent plus aptes à se plier aux divers mouvements qu'on veut leur imprimer.

ORGANES ACTIFS DU MOUVEMENT.

Tels sont les os qui constituent le squelette; mais l'on concevra facilement que ces os ne suffisent pas pour mettre l'homme à même de changer de lieu. Il faut pour cela qu'il ait quelques moyens de remuer cette charpente, de faire mouvoir ces os en différents sens, et c'est dans ce but que la nature prévoyante les a recouverts de certaines substances charnues qui, suivant les diverses impulsions de la volonté humaine, se contractent ou s'allongent et mettent ainsi en mouvement les os que nous venons d'énumérer.

LES MUSCLES

Ces substances charnues prennent le nom de *muscles*, et c'est cette partie du corps des animaux, qui, sous la dénomination de viande, est vendue pour la nourriture de l'homme.

Les muscles sont fixés aux os, qu'ils doivent faire mouvoir, au moyen d'une autre substance blanchâtre appelée *tendons ;* leur nature peut être comparée à la nature de la gomme élastique qui s'allonge et diminue d'épaisseur lorsqu'on la tire en sens opposé, et qui, lorsqu'elle est abandonnée à elle-même, reprend sa première forme en gagnant en largeur ce qu'elle a perdu en longueur. Une figure fera comprendre facilement ce que nous venons de dire; ainsi dans la figure 4e le muscle (O) est allongé; aussi offre-t-il une surface

Fig. 4.

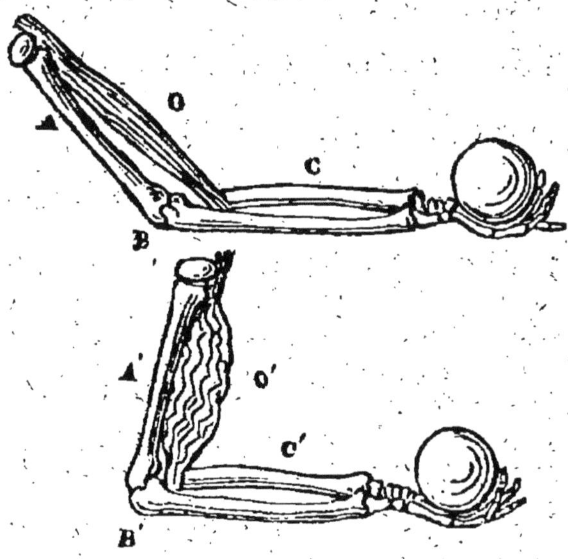

Fig. 5.

très étroite; mais dans la seconde figure, il se contracte, perd de son étendue en longueur et en acquiert une plus considérable en largeur. Le muscle représenté ici est celui qui sert à rapprocher l'avant-bras du bras; aussi remarque-t-on que toutes les fois que l'on veut porter la main vers l'épaule, on sent une grosseur se former sur le bras; cette grosseur n'est autre chose que le produit de la contraction du muscle indiqué dans la figure. Cette figure montre en outre quel est le changement de direction qu'éprouvent les fibres du muscle au moment de sa contraction ; dans le muscle en repos, ils suivent une direction longitudinale ; dans le muscle contracté, ils sont brisés en zig-zag, circonstance qui explique à elle seule leur raccourcissement.

Les muscles sont très nombreux ; on en compte jusqu'à 470. Ils sont soumis à différentes divisions dont l'énumération serait déplacée ici.

Dans la figure ci-après on a cherché à donner, au moyen de ficelles tenant les lieu et place de muscles, une idée de la manière dont ils agissent pour faire mouvoir les os du squelette.

LES NERFS.

Voilà donc les os de l'homme soutenus par des cordes très élastiques, qui les empêchent de tomber à droite ou à gauche.

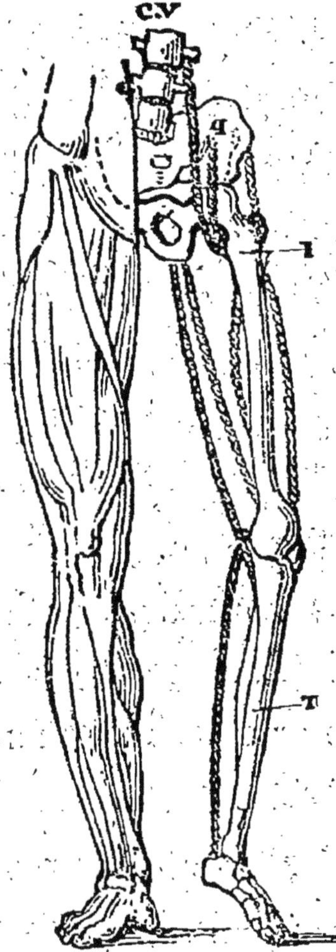

Fig. 6.

Mais cela ne suffit-il encore? l'homme pour cela marchera-t-il? changera-t-il ses bras de place? pourra-t-il les porter en avant, les retirer en arrière? Non, évidemment non; car si, dans la figure, on ne tire pas les cordes qu'on y a représentées, les os auxquels elles sont adaptées resteront dans la même position ; il faut donc un nouvel agent pour les mettre en mouvement et ces agents sont les *nerfs*, qui, obéissant à la volonté, impriment à tous les muscles les mouvements que ceux-ci communiquent aux os. On voit par là de quelle importance sont les nerfs pour l'homme.

Les nerfs sont des cordons blancs et minces qui parcourent les divers organes et qui tous se réunissent au *cerveau* ou à la *moelle épinière*.

Le premier de ces deux corps, le cerveau, est contenu dans une boîte osseuse que nous avons décrite en parlant de la tête, et qui se nomme crâne ; le second, la moelle épinière, est placé dans le canal formé par la réunion des trous dont est percée chaque vertèbre.

L'ensemble de ces différentes parties, le

cerveau, la moelle épinière et les filets nerveux, a reçu le nom de système nerveux. Comme nous l'avons dit, il envoie dans toutes les parties du corps de nombreux filets chargés :

1° De transmettre les influences de la volonté aux muscles ;

2° De rapporter aux centres nerveux les impressions soit extérieures, soit intérieures, afin de déterminer ce que l'on appelle les sensations dont le siége est spécialement au cerveau ;

3° De présider aux actions dites organiques.

A côté des nerfs qui n'agissent que sous l'influence de la volonté, se trouve un autre appareil dont l'action est entièrement soustraite à l'empire de l'esprit ; cet appareil, indispensable aux fonctions de la vie organique, porte le nom de *nerf grand sympathique ;* les *ganglions,* petites masses nerveuses qui le forment, sont disposés le long de la colonne vertébrale et envoient des filets nerveux sur le cœur, les poumons, l'estomac, etc.

Revenons maintenant au système nerveux dont nous avons parlé, et qu'on nomme *système cérébro-spinal*, c'est-à-dire celui qui préside aux mouvements et à la sensibilité.

Nous avons dit que le cerveau était compris dans la boîte osseuse du crâne.

C'est un viscère [1] assez volumineux, de forme ovale, et qui est divisé d'avant en arrière en deux parties égales, nommées hémisphères du cerveau. La matière qui le compose, est blanche à l'intérieur et grisâtre à l'extérieur ; sa surface est loin d'être unie ; elle présente un grand nombre de

[1] On entend par viscères les parties molles organiques contenues dans les grandes cavités du corps humain.

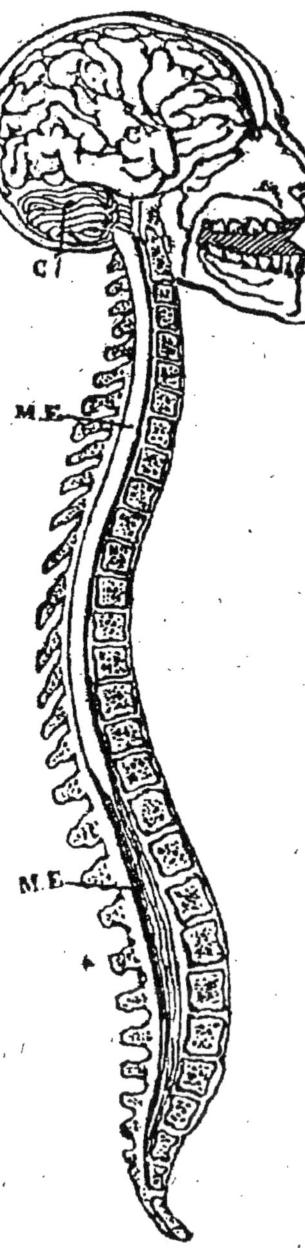

Fig. 7.

2.

plis épais qu'on nomme des circonvolutions et que séparent des sillons profonds. Au-dessous et en arrière du cerveau se trouve le cervelet (C), organe à peu près de même nature que le cerveau, et qui, lorsqu'on le coupe, présente à l'œil toutes les découpures d'une feuille.

Enfin, au-dessous du cervelet se trouve la moelle épinière, qui, logée dans la colonne vertébrale, comme dans un étui protecteur, répand de là dans tout le corps les nombreux filets nerveux destinés à imprimer le mouvement et à communiquer la sensibilité.

A la hauteur des membres supérieurs, les nerfs destinés à ces membres se partagent, se ramifient, et portent les mouvements dans les bras (PB).

A la hauteur des membres inférieurs, le même effet se reproduit, et certains nerfs (PB), destinés aux jambes et aux pieds, se

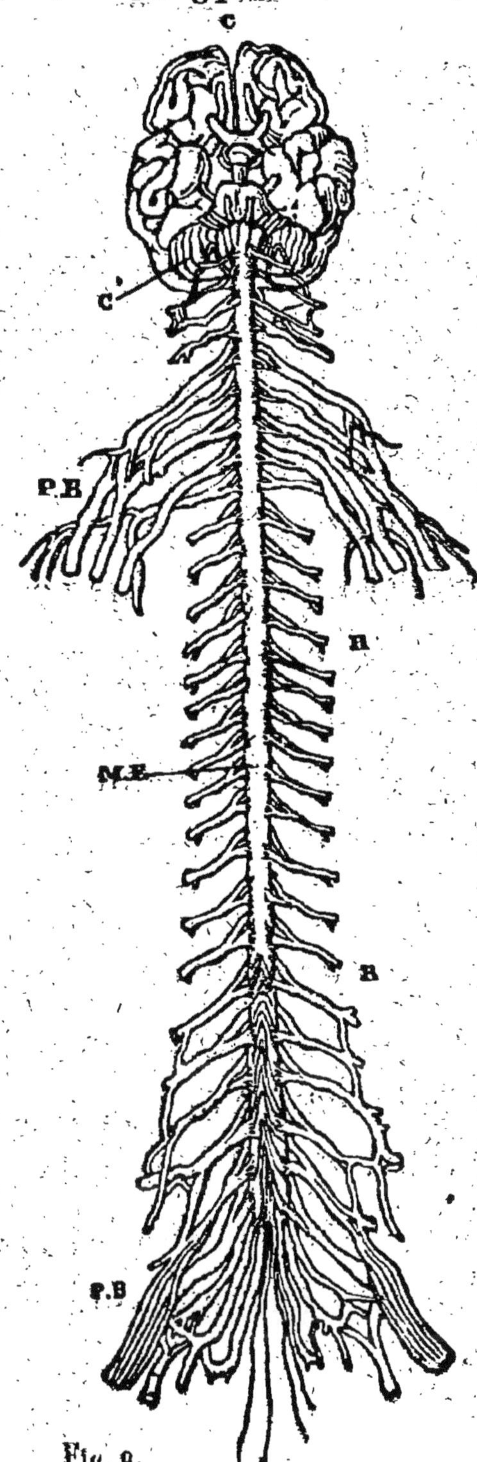

Fig. 8.

séparent alors de la moelle épinière et vont y servir de conducteurs à la volonté et à la sensibilité.

Les nerfs qui, comme on le voit, se distribuent tout le long de la moelle épinière, sont doubles, c'est-à-dire qu'il s'en trouve en égal nombre de l'un et l'autre côté de la moelle épinière, qui se termine par un faisceau, auquel on a donné le nom de queue de cheval, à cause de sa forme.

Les nerfs transmettent la sensibilité et le mouvement tant qu'ils tiennent au cerveau, mais du moment où ils en sont séparés, ils perdent toutes les facultés qui leur étaient propres, et les membres dans lesquels ils distribuaient le mouvement et la sensibilité en sont instantanément privés. Il y a dans le corps de l'homme 43 paires de nerfs dont 15 sortent du cerveau lui-même, et 30 prennent naissance de chaque côté de la moelle épinière.

LES SENS.

Par le mouvement combiné de ses os, de ses muscles, de ses nerfs, l'homme peut donc se mouvoir, changer de place, aller en avant, en arrière, de tous côtés. Tous ces avantages pourront-ils lui suffire? Lui seront-ils même de quelque utilité, s'il ne peut voir les lieux vers lesquels il veut se diriger, s'il ne peut sentir les objets qu'il veut saisir, s'il ne peut déguster les aliments dont il veut se nourrir, s'il ne peut entendre, afin de les prévenir, les ennemis acharnés à sa poursuite et intéressés à sa destruction?

L'homme capable de marcher seulement ne serait-il pas bien malheureux, s'il était aveugle, sourd, sans faculté de toucher, de sentir? Aussi le Créateur, dans sa bienfaisance, a prévu les souffrances et les maux auxquels il serait exposé; et lui a donné, pour se guider sur la terre, les sens qui sont au nombre de cinq : le *toucher*, l'*odorat*, le *goût*, l'*ouïe* et la *vue*.

LE TOUCHER.

Le toucher est cette sensibilité particulière dont nous jouissons, au moyen de laquelle nous pouvons apprécier, par le contact, les corps qui nous environnent, nous rendre compte de leurs formes, de leur chaleur, de leur résistance ou de leur mollesse. Ce sens est dû aux nombreux filets nerveux qui se répandent à la surface de la peau, dont la finesse et le peu d'épaisseur permettent à l'homme d'étudier les formes les plus minutieuses des corps.

L'homme est de tous les animaux celui qui a le sens du toucher le plus parfait; sa peau dégagée de toutes les matières qui chez d'autres animaux la recouvrent, tels que le poil chez les chiens et beaucoup d'autres animaux, les plumes chez les oiseaux, les écailles chez les poissons, etc., est bien mieux disposée pour l'exercice du toucher.

La couleur de la peau n'est pas la même chez tous les peuples et l'on n'a pas remarqué que cette différence de couleur eût une influence quelconque sur la sensibilité dont elle est pourvue. On distingue surtout la peau blanche, la peau noire et la peau cuivrée. Il y a beaucoup de nuances intermédiaires. Indépendamment de cette diversité de couleurs naturelles, la peau chez certaines peuplades présente des singularités de teintes et de dessins dues à des pratiques particulières. Ainsi, il en est chez lesquelles existe une coutume qui consiste à faire des piqûres ou des incisions à la peau et à y introduire certaines matières colorantes. Les dessins de ces colorations sont plus ou moins bizarres. On pourra avoir une idée des résultats de cet usage, qu'on appelle le *tatouage*, en jetant les yeux sur la figure ci-jointe qui présente la tête d'un Zélandais.

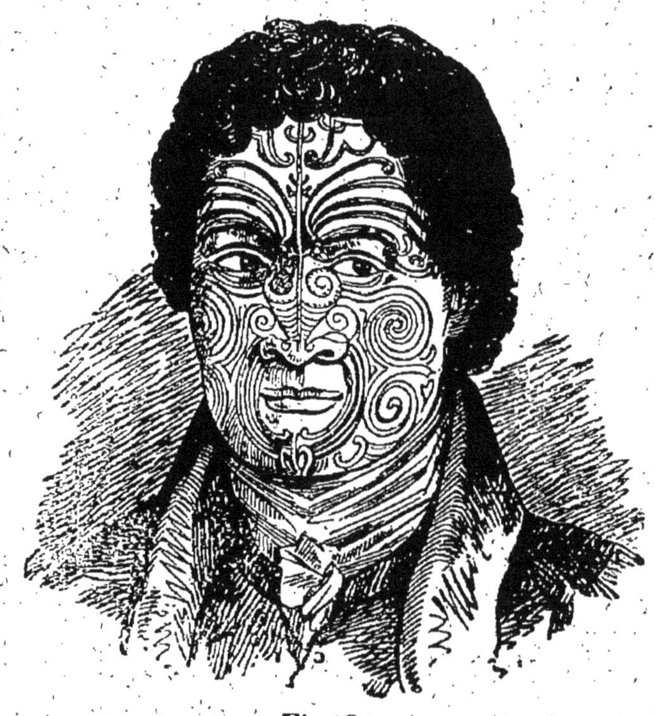

Fig. 9.

Les cheveux, les poils, les ongles, les cornes, etc., ne sont autre chose que les productions de certains organes secréteurs qui sont logés dans la peau. Voilà pour le toucher, passons maintenant à l'odorat.

L'ODORAT.

L'odorat est un sens qui nous permet de juger des qualités odorantes des corps. Le siége de ce sens se trouve placé dans une partie profonde de l'intérieur du nez, qu'on appelle *fosses nasales*. Une paire de nerfs,

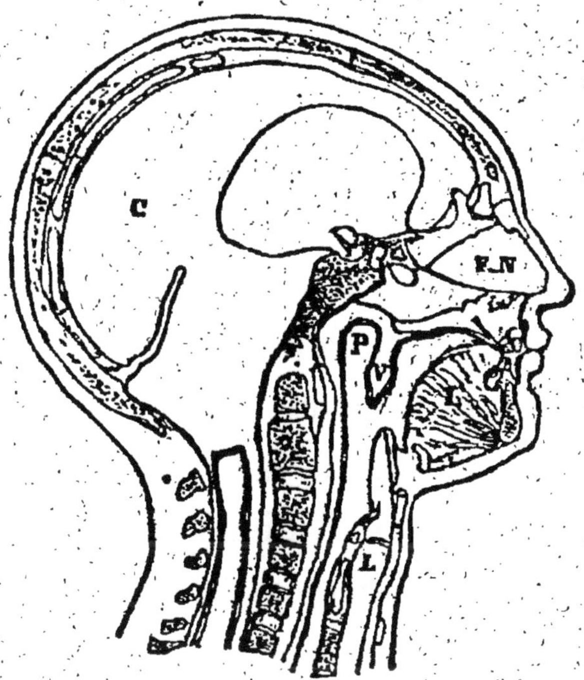

Fig. 10.

partant du cerveau, vient tapisser de ses filets nombreux une membrane nommée *pituitaire*, qui est étendue dans tous les replis et les anfractuosités que présentent les fosses nasales (FN). Elle est ainsi à même de percevoir les différentes odeurs que lui apporte l'air extérieur et qu'elle transmet au cerveau.

LE GOUT.

Le goût est un sens qui se rapproche beaucoup de l'odorat. Il est très utile à l'homme puisqu'il lui permet de reconnaître la saveur des différentes substances qu'il porte à sa bouche. Le siége de ce sens est situé dans la cavité de la bouche où se trouvent la langue et la voûte du palais. Dans ces différentes parties de la bouche on rencontre plusieurs ramifications d'une paire de nerfs, partant également du cerveau, et qui transmettent à cet organe les impressions de ce sens.

L'OUÏE.

L'ouïe est un sens au moyen duquel nous

pouvons entendre les sons produits par les corps qui sont mis en mouvement autour de nous. Le siége de ce sens est dans l'oreille, qu'on peut diviser en trois parties : l'*oreille externe*, l'*oreille moyenne* et l'*oreille interne*.

L'oreille externe, composée du pavillon, est destinée à former l'entonnoir pour recueillir les vibrations de l'air. Elle se termine par le conduit auditif externe qui aboutit à une petite cloison membraneuse comparée à la peau d'un tambour et sur laquelle viennent frapper les vibrations de l'air extérieur.

L'oreille moyenne, qu'on appelle aussi la caisse du tympan, fermée en dehors par la petite membrane dont il vient d'être question, est fermée en dedans par deux petites membranes qui communiquent avec l'oreille interne : cette oreille moyenne s'ouvre au fond de la gorge et reçoit ainsi l'air qui passe par les fosses nasales. Dans cette caisse se trouve une chaîne de petits osselets qui, d'après leur forme, ont été appelés *marteau, enclume, lenticulaire, étrier.*

Enfin l'oreille interne, placée tout à fait à l'intérieur comme l'indique son nom, se compose : du *vestibule*, de *trois canaux semi-circulaires* et du *limaçon*. Ce sont autant de petites cavités creusées dans un os très compacte qui contiennent un liquide analogue à une gelée, et qui sont tapissées de membranes dans lesquelles viennent s'épanouir des filets nerveux pénétrant dans l'oreille interne à travers un canal nommé conduit auditif interne, et qui s'ouvre dans le crâne. Les vibrations sonores, après avoir parcouru le conduit auditif externe, mettent donc en mouvement les membranes du tympan qui agitent elles-mêmes les osselets de l'ouïe et l'air contenu dans l'oreille moyenne. Ces vibrations traversent ainsi l'oreille moyenne, mettent en mouvement les deux membranes qui ferment l'oreille interne, et celles-ci communiquent le mouvement au liquide que contient cette oreille interne ; le liquide transmet les vibrations aux nerfs qui se ramifient dans les membranes qu'il baigne ; enfin les nerfs transmettent les impressions au cerveau.

LA VUE.

La vue est le sens qui, ayant son siége dans l'œil, nous fait juger, au moyen de la lumière, de la grandeur, de la couleur, de la configuration et de la distance des corps qui nous environnent.

Il faut examiner dans l'œil sa texture intérieure et sa texture extérieure. A l'extérieur l'œil est entouré de trois organes protecteurs : le *sourcil*, la *paupière* et l'*appareil lacrymal*.

Le sourcil est cette masse de petits poils

qui se trouve au bas du front et sert à adoucir la lumière trop éblouissante, afin qu'elle ne blesse pas la délicatesse de l'œil; aussi ce protecteur est-il fortement prononcé dans les pays chauds où

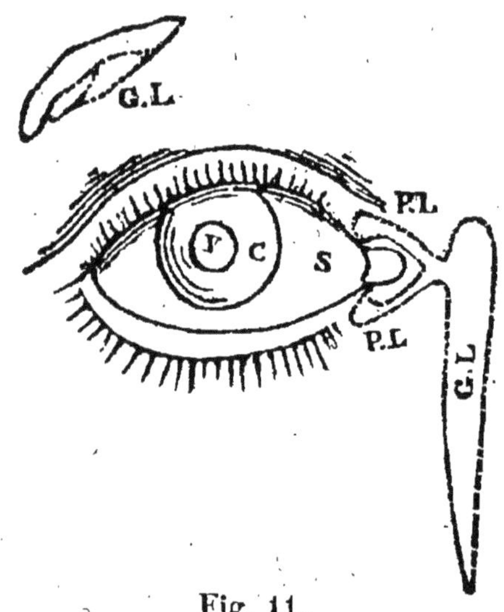

Fig. 11.

la lumière du soleil est beaucoup plus ardente que chez nous. En Italie, en Espagne, en Grèce, etc., les naturels ont très généralement les sourcils noirs, très fournis, et d'une forme convenable aux services qu'ils doivent rendre.

Les paupières sont ces deux voiles placés

au devant de l'œil et dont le supérieur s'abaisse pour le prémunir contre les outrages de l'air, les inconvénients de la poussière et l'énergie trop grande de la lumière.

En effet, il suffit de tenir quelques instants la paupière élevée de manière à découvrir entièrement le globe de l'œil pour sentir le fâcheux effet produit par le contact de l'air et par l'approche de la poussière. Les *cils*, qui sont implantés dans les paupières, ont pour emploi de les aider dans les fonctions protectrices qu'elles remplissent.

Au-dessus du globe de l'œil se trouve une petite glande (GL) qui sécrète continuellement un liquide sans couleur, destiné à humecter sans cesse le globe de l'œil. Cette glande s'appelle glande lacrymale, le liquide qu'elle sécrète se nomme *larmes*. On sent parfaitement que si le liquide n'avait pas d'issue pour s'échapper, il déborderait la surface des paupières, et les joues se trouveraient toujours baignées de larmes; mais celui qui a présidé à la construction et à l'organisation humaine a prévu ces inconvénients et a placé dans le coin de l'œil deux canaux absorbants qui se réunissent à une poche commune qu'on appelle le sac lacrymal : ce sac s'ouvre dans les fosses nasales par un canal; et les larmes s'écoulant par le nez, le maintiennent humide, ce qui lui permet de mieux apprécier les odeurs. Lorsque le chagrin ou le plaisir contractent les points lacrymaux assez fortement pour les empêcher de remplir exactement leurs fonctions, les larmes surabondantes, ne trouvant pas leur issue accoutumée, débordent et descendent sur les joues. Tels sont les organes extérieurs de l'œil.

Passons à l'étude du globe de l'œil. Le globe de l'œil a la forme d'une petite boule;

il est constitué par diverses membranes superposées les unes aux autres, comme le sont les différentes pellicules d'un marron ou d'un oignon ; la boîte sphérique qui résulte de la réunion de ces membranes est remplie par des humeurs transparentes.

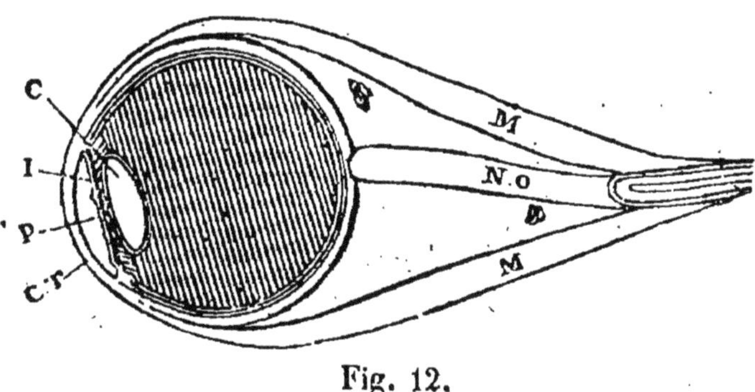

Fig. 12.

La plus extérieure des membranes de l'œil se divise en deux parties : la partie postérieure, qui est blanchâtre, résistante et opaque, se nomme la *sclérotique ;* c'est sur elle que s'attachent les muscles qui font mouvoir le globe de l'œil ; la partie antérieure qui est transparente, porte le nom de *cornée transparente* (CT).

La seconde membrane de l'œil porte le

nom de *coroïde*; elle est contenue dans la sclérotique et la tapisse en noir. Cette membrane, en se prolongeant en avant, forme un voile mobile (I) qu'on nomme *iris*, et qui est percé à son centre; cette ouverture est la *pupille* (P); elle n'est pas toujours de même grandeur, car l'iris, étant une membrane extrêmement sensible, se dilate lorsque la lumière qu'elle reçoit est douce, et se contracte lorsque cette lumière est intense; la pupille devient donc plus ou moins grande.

La troisième membrane est la *rétine*, qui n'est autre chose qu'un épanouissement du nerf optique, chargé de recevoir les impressions de lumière que le nerf transmet au cerveau.

Les humeurs contenues dans ces diverses membranes sont au nombre de trois : l'*humeur vitrée*, le *cristallin* et l'*humeur aqueuse*.

L'humeur vitrée est une masse transparente, molle, et qui occupe la partie intérieure de l'œil.

Le cristallin (C) est un corps de forme circulaire placé en avant de l'humeur vitrée.

L'humeur aqueuse, enfin, est placée entre le cristallin et l'iris, et entre l'iris et la cornée transparente.

LA VOIX.

Examinons maintenant la voix et voyons ce qui permet à l'homme d'articuler des sons.

La voix n'est autre chose que la production d'un son par le larynx ; le *larynx* (L) est une espèce de boîte cartilagineuse en forme de tuyau dont l'extrémité supérieure appelée *glotte* vient s'ouvrir dans une cavité commune aux fosses nasales et à la bouche ; en avant de la glotte est un voile nommé *épiglotte* qui peut s'abaisser à certains moments pour fermer la glotte. Le larynx, en se prolongeant, prend le nom de *trachée*, puis en se subdivisant, il devient les *bronches*.

La voix constitue la parole, au moyen des modifications qu'elle subit dans l'intérieur de la bouche, où elle est soumise aux actions combinées du *voile du palais*, des *joues*, de la *langue* et des *lèvres*.

LA NUTRITION

Voilà donc l'homme debout qui peut se mouvoir dans tous les sens, qui peut voir, saisir, sentir et goûter tous les objets qui l'entourent. Voyons maintenant comment il se nourrit, c'est-à-dire par quels moyens il empêche que tous ces appareils que nous venons de voir et d'examiner, abandonnés à eux-mêmes, ne se détruisent et ne s'anéantissent.

La nutrition se compose de trois opéra-

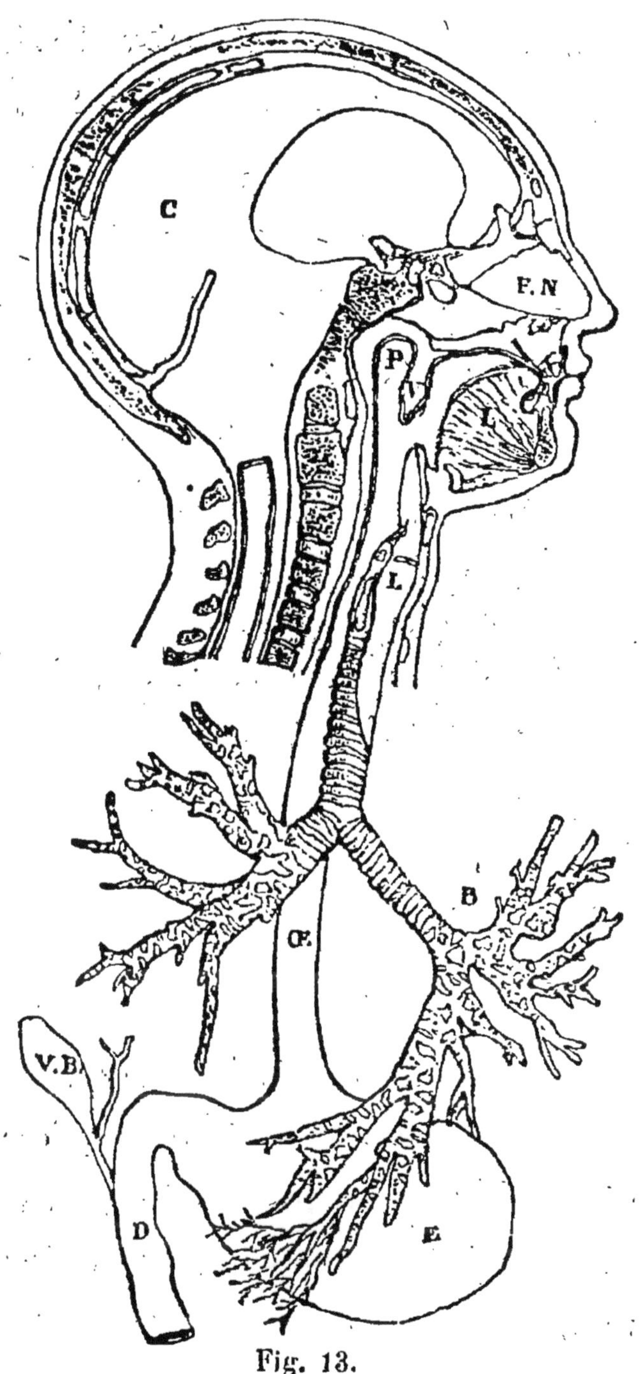

Fig. 13.

tions ou fonctions : la *digestion*, la *circulation* et la *respiration*.

LA DIGESTION.

La digestion est la fonction par laquelle l'homme prépare pour être assimilé en sa propre substance les substances étrangères dont il forme ses aliments. Il y a plusieurs actes de la digestion savoir :

1° Préhension ;
2° Mastication ;
3° Insalivation ;
4° Déglutition ;
5° Chymification ;
6° Chilification.

L'homme, au moyen de ses mains, saisit les aliments et les porte à la bouche ; c'est ainsi que chez lui se passe le premier acte de la nutrition, c'est-à-dire la préhension des aliments.

Lorsque les aliments sont ainsi arrivés dans la bouche, il leur faut une certaine préparation avant de parvenir dans l'intérieur du corps : ceci est l'objet de la mastication ; c'est à cet effet que la bouche est armée de *dents* qui, frappant les unes sur les autres, broient les aliments et en font une pâte, une espèce de mastic qui pour glisser plus facilement dans l'*œsophage*, canal (OE) qui se trouve immédiatement après la bouche, est humectée par la salive que fournissent sans cesse des glandes placées à l'extrémité des mâchoires. Il est à remarquer que ce n'est pas là le seul but de la salive, et qu'elle commence la décomposition des aliments.

La *langue*, après avoir bien mélangé la pâte avec le liquide, se dispose de manière à donner passage à la boulette. Remarquons, avant d'aller plus loin, que devant l'ouverture des fosses nasales se trouve le *voile du palais*, qui sert à empêcher la nourriture d'y remonter, de même que, devant le larynx ou canal de l'air, se trouve l'*épiglotte*, espèce de soupape qui empêche la nourriture de prendre le chemin de l'air, ce qui évite cette toux que l'on éprouve lorsqu'on veut parler en mangeant, toux qui ne cesse que lorsque l'objet qui était entré dans le larynx en a été expulsé pour reprendre la route de l'œsophage. L'œsophage, corps creux, élastique, descend la boulette doucement jusqu'au *cardia*, qui forme l'entrée de l'estomac.

L'*estomac* est une grande poche qui, lorsqu'elle est gonflée, représente assez la forme d'une poire recourbée du côté de sa queue. Qui n'a pas vu, d'ailleurs, une musette ou une cornemuse, ces espèces d'instruments à vent au son desquels certains pauvres demandent l'aumône? ils sont faits avec des estomacs de chèvre ou de mouton, lesquels ont à peu près la même forme que l'estomac de l'homme.

C'est dans cet organe que se passe l'opération appelée *chymification*. Les boulettes descendant ainsi successivement dans l'estomac s'y agglomèrent, s'y décomposent sous l'action du suc gastrique, espèce de liquide qui suinte de toute la surface intérieure de l'estomac, et se transforme en *chyme*. A l'extrémité inférieure de l'estomac se trouve une nouvelle ouverture qui porte le nom de *pylore*. Lorsque les aliments sont parvenus à un point convenable de chymification, ils viennent, pour ainsi dire, frapper à cette ouverture, qui alors leur livre passage dans une partie du tube intestinal appelée *duodenum* (D) (voir la fig., p. 54).

Le tube intestinal est ce long tube membraneux qui est contourné sur lui-même, et qui, par son extrémité inférieure, s'ouvre au dehors; il se divise en

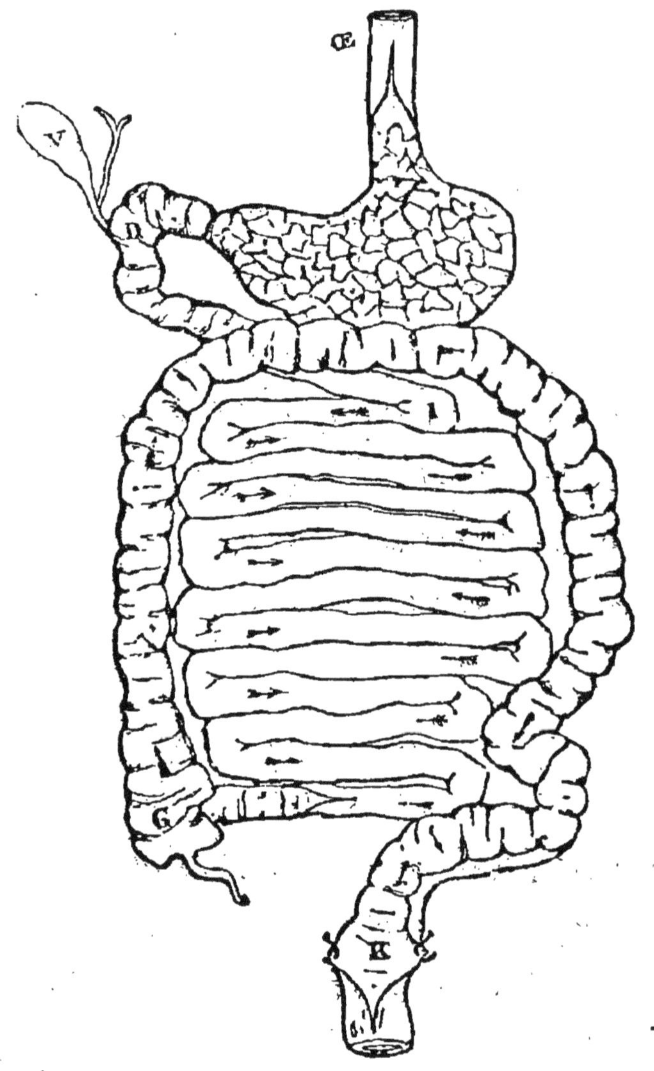

Fig. 14.

deux parties : l'*intestin grêle*, où se fait la digestion, et le *gros intestin*, qui sert de réservoir au résidu de la digestion. Les aliments, une fois entrés dans ce long tube, y subissent immédiatement une nouvelle modification. A côté du foie se trouve la *vésicule biliaire* (V), qui communique avec le tube intestinal au moyen d'un autre petit tube particulier. Les aliments se trouvent alors soumis à l'action d'un liquide jaunâtre appelé la *bile*, qui a pour but de séparer dans les aliments la partie nutritive, le *chyle*, de la partie non nutritive; le chyle qui se forme ainsi est pompé par une infinité de canaux capillaires appelés *chylifères* (VC) (voir la fig., p. 56), qui sont adaptés au tube intestinal dans toute sa longueur, et qui le transportent dans le *réservoir de Pecquet* (RP), ainsi nommé du nom de celui qui, le premier, en remarqua les dispositions; de là il passe dans le *canal thoracique* (CT), qui le verse dans la *veine sous-clavière* du côté gauche, où il se mêle à la masse du sang.

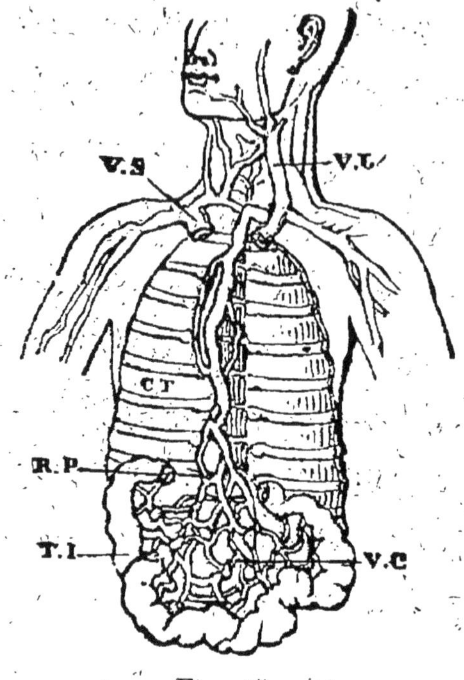

Fig. 15.

LA CIRCULATION.

Le *sang* est un liquide particulier qui porte dans toutes les parties du corps les substances propres à leur entretien. Chez l'homme le sang est rouge; en l'examinant au microcospe, on observe qu'il est composé de deux parties distinctes, savoir : un liquide jaunâtre, appelé *serum*, et une foule de petits globules, solides, réguliers, de forme circulaire et d'un beau rouge. Mais ce sang d'un beau rouge perd de sa couleur à mesure qu'il parcourt le corps et que chaque partie lui enlève les propriétés nécessaires à la nutrition; alors il devient d'un rouge brun, et dans cet état il ne possède plus les qualités propres à entretenir l'action des organes.

Il y a donc deux espèces de sang : le premier qu'on nomme *sang artériel*, le second *sang veineux*. Tous deux coulent dans des canaux différents dont les extrémités se joignent, et forment ainsi un cercle complet dans lequel le sang se meut; c'est à cause de cela qu'on appelle cette fonction [1] circulation. La circulation est donc une fonction double à l'aide de laquelle, 1° le fluide nutritif fourni par la digestion est envoyé aux poumons avec le sang veineux

[1] On appelle fonction l'action d'un organe isolé ou de plusieurs organes réunis.

pour y être mis en contact avec l'air, au moyen de la respiration ; 2° ce fluide devenu sang artériel est envoyé dans tous les organes pour servir à leur développement et réparer leurs pertes. Examinons donc comment ont lieu ces deux opérations.

L'organe qui donne le mouvement au sang est le *cœur* (voir ci-après p. 60, la fig. 16) : il est à peu près gros comme le poing ; il se compose de deux parties, qui n'ont point de communication entre elles ; ces deux parties s'appellent le *ventricule droit* et le *ventricule gauche*. Le ventricule droit (VD) reçoit le sang veineux, et le ventricule gauche (VG) le sang artériel. A chacun d'eux est adaptée une espèce de poche appelée *oreillette* (OD) (OG), à cause de sa forme.

A l'extrémité supérieure et à l'extrémité inférieure se trouvent deux veines : l'une appelée *veine cave supérieure* (VS), l'autre *veine cave inférieure* (VI). C'est par ces deux veines que revient le sang, après avoir fourni aux divers organes qu'il a parcourus les principes vitaux qui leur étaient nécessaires. Il passe ainsi dans le ventricule droit (VD), en sort par un canal situé à l'extrémité supérieure, et nommé *artère pulmonaire* [1] (AP) pour aller dans les poumons. Ce canal ou artère se sépare en deux branches, dont l'une va dans le poumon gauche, et l'autre dans le poumon droit.

LA RESPIRATION.

Expliquons ce que c'est que le *poumon*. Comme on le voit dans la fig. 16, le tuyau de la trachée (T) se sépare en deux nouveaux tuyaux, appelés bronches, qui vont l'un et

[1] Tous les canaux qui apportent le sang au cœur s'appellent des *veines*; tous les canaux qui emportent le sang du cœur s'appellent des *artères*.

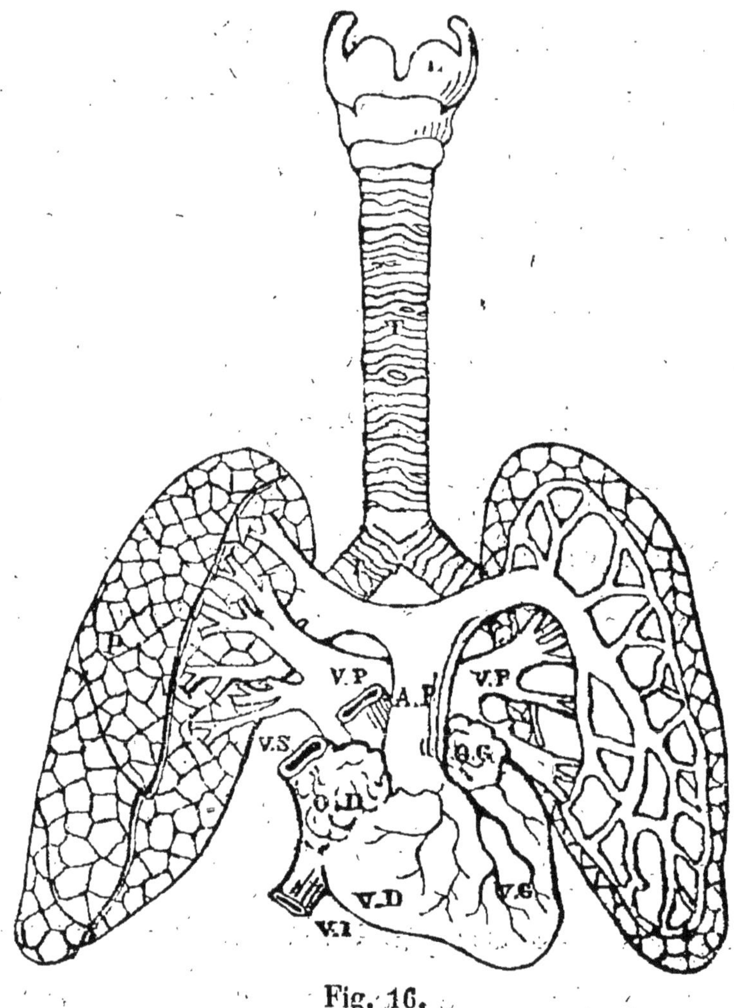

Fig. 16.

l'autre plonger dans une espèce de corps qui tient assez de la nature de l'éponge; ces deux tuyaux, en y pénétrant, se partagent en une infinité de branches qui servent à introduire l'air dans les deux corps spongieux qu'on a nommés poumons. Cés corps spongieux, placés dans la poitrine, y sont protégés par les côtes qui les recouvrent; c'est dans cette cavité qu'ils peuvent subir à l'aise les mouvements imprimés par l'inspiration et l'expiration.

Le mouvement d'inspiration est déterminé par la contraction d'un muscle appelé le *diaphragme* (D) (voir la fig. 3, p. 16) qui s'abaisse du côté de l'abdomen, et agrandit d'autant la cavité de la poitrine, et par la contraction des muscles qui se fixent aux côtes et qui écartent celles-ci en dehors. Pénétrant par la trachée artère et les bronches, l'air entre dans le poumon, qui se dilate sous son action. Il se passe ici un phénomène tout à fait analogue à celui qui a lieu lorsqu'en écartant les branches d'un soufflet, on agrandit sa cavité intérieure : l'air se précipite par les trous qui sont percés sur l'un de ses côtés, de la même manière que l'air pénètre dans les tuyaux bronchiques.

L'expiration a lieu par le retour du diaphragme et des côtes à leur place, par suite du relâchement du premier et de l'élasticité de celles-ci. Mais un funeste usage, auquel les femmes sont soumises, fait souvent des côtes protectrices un moyen de torture et de difformité. Je veux parler de la fâcheuse tendance des jeunes filles à se serrer dans leurs corsets dans le but de se rendre plus minces et plus élancées. Il en résulte de graves inconvénients; car les poumons ne trouvant plus alors les moyens de se dilater à l'aise, perdent l'usage de leurs fonctions par la pression qu'ils sont obligés de supporter; de là de nombreuses maladies qui apportent la destruction dans cet organe important de la vie.

Les deux figures ci-jointes pourront donner une idée des nombreux accidents qui sont la conséquence nécessaire de cet usage.

Les figures n° 17 et n° 18 représentent le corps d'une femme tel que la nature le

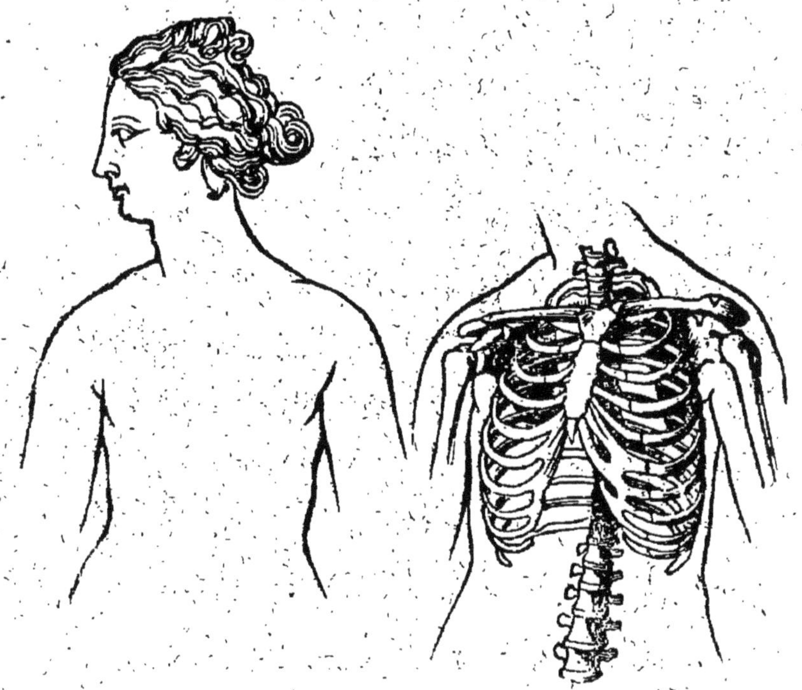

Fig. 17. Fig. 18.

forme, et la manière dont ses côtes sont disposées à l'intérieur; on voit qu'ici la cavité de la poitrine est assez vaste pour permettre les mouvements de la respiration.

Dans les fig. n° 19 et n° 20, au contraire, on a représenté le corps d'une femme tel que le rend le corset, ainsi que la manière dont les côtes se trouvent rappro-

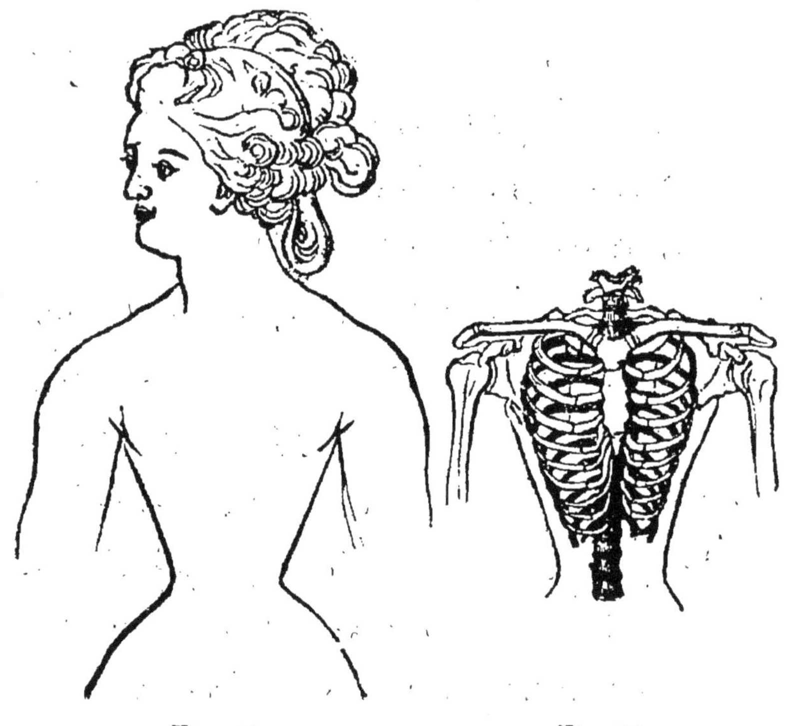

Fig. 19. Fig. 20.

chées dans ce dernier cas. On concevra sans peine, à la seule inspection de ces figures, tous les dangers d'un corset trop serré, et quelle doit être l'influence de cette funeste habitude sur la santé des jeunes personnes.

Mais revenons aux phénomènes de la respiration et de la circulation.

Les deux branches dont nous avons parlé tout à l'heure, qui transmettent le sang veineux aux poumons, se partagent aussi à leur entrée dans les poumons en une infinité de petites branches, qui vont, chacune, joindre une petite poche où arrive un des rameaux des bronches; alors le sang veineux s'empare de l'oxigène de l'air, se combine avec lui, et devient du sang artériel; puis, prenant une direction qui lui est assignée, il sort des poumons, rentre dans l'oreillette gauche (OG), et passe dans le ventricule gauche ou artériel (VG). C'est cette combinaison du sang veineux, avec l'oxigène dans les poumons, qui produit le phénomène de la respiration. Ainsi la respiration est une fonction à la faveur de laquelle un des éléments de l'air se combine avec le produit de la digestion (chyle), mêlé au sang veineux, et en fait un fluide nutritif.

D'après tout ce que nous venons de voir, il est facile maintenant de deviner ce que devient le chyle que nous avons laissé dans la veine sous-clavière du côté gauche. Mêlé au sang veineux, il gagne l'oreillette droite du cœur, y pénètre, et rejoint les poumons, où il se vivifie.

Voyons maintenant ce que devient le sang artériel, lorsqu'il est arrivé dans le ventricule gauche du cœur.

A l'extrémité supérieure se trouve une grosse artère, l'*aorte*, qui se divise presque immédiatement en diverses branches chargées de porter le sang artériel ou nutritif dans la tête et dans le bras droit et le bras gauche. Après cette première division, l'aorte continue son cours en se recourbant et en descendant le long de la colonne vertébrale et à travers le ventre, au bas duquel elle se partage en deux branches appelées *crurales*, qui descendent dans les cuisses, à travers les jambes, jusqu'au bout des pieds. Enfin, lorsque les organes ainsi parcourus ont pompé toute la partie nutritive que contenait le sang artériel, ce fluide, devenu sang veineux, revient, au moyen des veines, au ventricule droit, et de là aux poumons, où il se retrempe, pour ainsi dire, dans l'oxigène.

Les mouvements imprimés au sang artériel ont leur cause dans les contractions musculaires du cœur, qui poussent le sang dans les artères, et occasionnent ainsi ces pulsations régulières qu'on peut sentir au poignet et dans tous les endroits où les artères s'approchent de la surface de la peau.

Les nombreuses ramifications des veines à la surface de la peau produisent un phénomène tout particulier qu'on nomme absorption ; c'est par lui seul qu'on peut expliquer comment un poison placé sur les lèvres, sur l'œil ou sur la plus petite écorchure de la peau, pénètre instantanément dans l'intérieur du corps, et donne la mort plus rapidement que s'il eût été porté directement à l'estomac. Le phénomène de l'absorption donne facilement les raisons de cet effet subit, puisqu'il transporte immédiatement le poison dans la circulation, et lui donne ainsi les moyens de parcourir tout le corps aussi promptement que le sang lui-même qui lui sert de véhicule.

La figure ci-jointe, dans laquelle on a fait voir le cerveau à découvert, et où l'on a enlevé tout ce qui recouvre la poitrine et l'intérieur de l'abdomen, pourra donner une idée assez exacte des rapports qui existent entre les différents organes que nous avons décrits. On y remarquera en outre

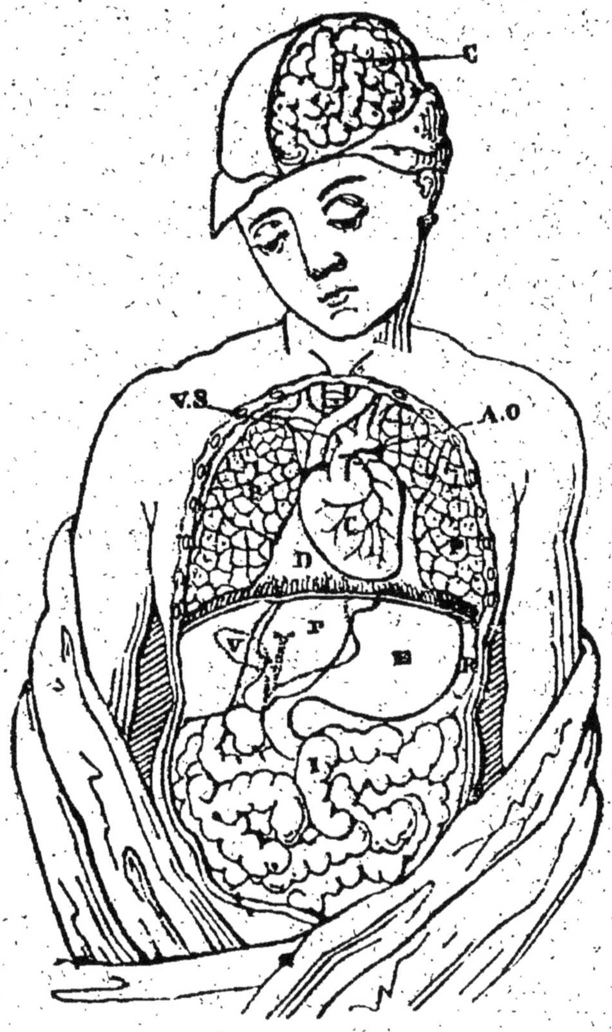

Fig. 21.

que l'appareil [1] de la circulation et de la respiration est séparé de l'appareil de la

[1] On appelle appareil l'assemblage de plusieurs organes destinés à remplir une même fonction.

digestion, au moyen d'une cloison charnue appelée diaphragme, qui, ainsi que nous l'avons déjà dit, suit les mouvements de la respiration, c'est-à-dire s'élève et s'abaisse, se contracte ou se dilate suivant les mouvements alternatifs de l'inspiration et de l'expiration.

Nous voilà initiés à tout ce merveilleux appareil qu'on appelle la machine humaine: nous avons successivement soumis à notre examen les divers éléments de sa structure, depuis la partie la plus centrale, le squelette, jusqu'à la couche la plus superficielle, la peau. Son admirable mécanisme a été l'objet de nos recherches et de nos investigations, et cependant nous n'avons pu découvrir dans cette intéressante étude que les agents passifs qui composent notre être, sans reconnaître les agents actifs qui les mettent en mouvement; c'est là, en effet, que se sont toujours arrêtés les premiers génies du monde. Il y a une limite qu'ils ne pourront jamais dépasser ; il y a des ténèbres qu'ils ne pourront jamais éclairer ; car, comme l'a dit le philosophe le plus religieux des temps modernes : La nature nous montre ses instruments, mais elle nous cache son travail.

TABLE DES MATIÈRES

FIN DE LA TABLE.

Imprimerie de GUSTAVE GRATIOT, 11, rue de la Monnaie.

TABLE DES MATIÈRES

FIN DE LA TABLE.

Imprimerie de GUSTAVE GRATIOT, 11, rue de la Monnaie.

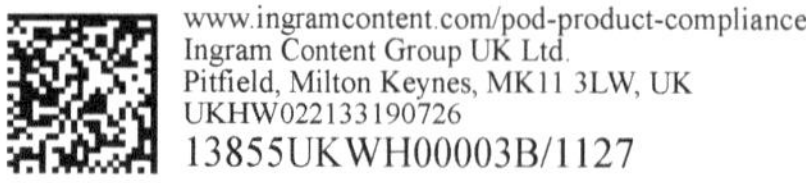
www.ingramcontent.com/pod-product-compliance
Ingram Content Group UK Ltd.
Pitfield, Milton Keynes, MK11 3LW, UK
UKHW022133190726
13855UKWH00003B/1127